神效刮痧

——简易祛病健美法

尤妮克·拉伊夫 著

5分钟刮除病气、酸痛、水肿

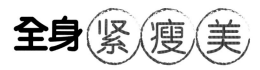

青岛出版社
QINGDAO PUBLISHING HOUSE

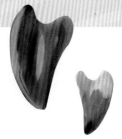

前　言

　　刮痧是东方自古就流传的自然疗法之一，由于效果显著又容易执行，许多人都有刮痧的经验，尤其是在中国台湾地区动不动飙破 35 摄氏度的湿热夏天，利用刮痧解热更是常见。

　　其实，刮痧不仅可以解决中暑问题，对于各种常见疾病、酸痛都有改善作用。中医学中有"不通则痛"的说法，指的就是当经脉气血瘀滞不通时，身体就会产生病痛。所以，我们通过刮痧排除毒素、疏通气结，对身体健康是有帮助的！

　　此外，刮痧还能在短时间内缓解各种不适症状，即便是难缠的水肿、局部肥胖，也能通过刮拭经脉穴位，在 3~5 分钟后获得惊人的改善。

　　本书介绍的 32 种对症刮痧法，可以缓解夏日中暑、感冒、腹泻、胃痛、腰酸背痛、脚部疼痛等不适症状，都是老祖先留下来的自疗智慧。考虑到读者如果要自己刮拭头、背部，操作时会感到困难不便，本书有"自刮不求人"的单元。通过按揉刮拭手部反射区的穴道，每位需要自己刮痧的读者都能快速缓解不适！

　　再配合心形牛角刮痧板一起照书刮，不但能找到重点，刺激到位，还能增加刮痧的舒适感，将自我、全家或办公室刮痧急救保健的效果彻底发挥。

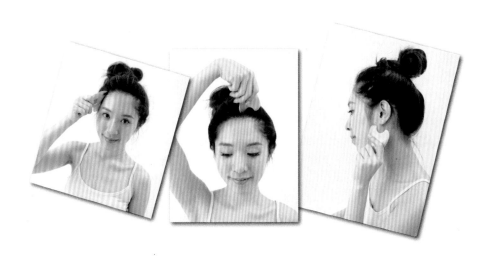

目 录

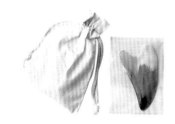

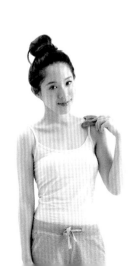

双向使用的
刮痧板功效超强

爱心形状的刮痧板不仅造型奇特可爱，每个角度的设计都是为了将刮痧效果发挥到极致，你一定要体验刮痧板的三种惊人奇迹！

功效 1 来得又急又烦的常见病 5 分钟快速救急！

刮痧板一般比较轻薄，适合随身携带，即使是放进小皮包或化妆包中，也完全不占空间，方便随时随地使用。无论是夏日中暑、疲劳头痛、头晕目眩，还是呕吐、牙痛、过敏起疹，只要使用这片神奇的板子刮拭对症经络和穴道，就能在短时间内缓解病症，恢复神清气爽的好状态。

功效 2 使用神效刮痧板能畅通气血 舒展僵硬肌肉！跟各个酸痛部位说 Bye-bye！

刮痧板解除酸痛症状的方法，是将刮痧板依照书中步骤指示向下施力并刮拭特定部位，逐渐消除体内所淤积、引起酸痛的病气。左图所示心形刮痧板特别在板面上打磨出一个拇指凹槽，即使是刮痧新手也能轻易掌握刮痧板，进行每个步骤时，都能轻松地施力达到深层舒缓经络的效果，从此酸痛不再没药医。

功效 3 紧、瘦、美！ 明星、名模上镜前的消泡、消肿法宝！

心形刮痧板的三个圆角除了适合穴道施压按揉，两侧的阔面设计能完美贴合从头到脚和全脸五官骨架等各部位弧度。因此，相当适合用来消除脸部皱纹、痘痘、毛孔粗大等，并能通过简单的方式消除水肿，女性读者更可以借此刮痧板打造紧实纤细的身材，体验瞬间改变全身线条的惊奇感受！

心形天然牛角刮痧板多为手工打磨制造，根据人体生理结构设计，对症使用，能起到很好的保健作用。

痧是什么？为何要刮？
刮痧前一定要知道的事

　　刮痧源自古老的中国,春秋战国时期就开始盛行刮痧疗法,现在刮痧更是在民间广泛流传的自我保健疗法。《扁鹊传》中讲述神医扁鹊为虢国太子治病,就是用表面光滑的石块"砭石"作为刮痧器具,进行刮痧治疗。

"痧"代表身体存在不平衡状态

　　什么是"痧"？当利用刮痧板向下施压时,会让微循环障碍部位瘀滞的血液从毛细血管的间隙渗出,停留在皮下组织与肌肉之间,形成我们看见的"痧"。中医认为,"痧"是一种瘀结,代表体内存在着不平衡状态,瘀有阻塞的意思,当体内受到阻塞,导致气血运行不通畅时,就会进一步产生疼痛及种种病症;从西医的角度来看,"痧"的成因是微细循环产生障碍,血液从心脏运送到全身,需要靠微血管进行调节,若微细循环无法正常运作,身体健康就会受到影响。

刮痧能疏散引发疾病的瘀滞气血

　　为何要刮痧？刮痧是通过"刮"的动作,对身体表面进行物理刺激来刺激经络,疏散体内瘀滞不通的气血,达到促进血液循环、疏通经络、调整脏腑的效果。气血调和通畅,能让身体细胞得到充足的氧气与营养供应,维持身体器官的正常生理运作。

　　刮痧是通过对人体的穴位进行良性的刺激,经过经络传导作用,促进血液、淋巴循环,让营养及氧气充分运送到身体各组织,促进全身新陈代谢,并增强人体免疫系统功能。

刮痧能加速排除体内毒素,提升人体自愈修复能力

　　刮痧会让皮肤组织充血,血管神经受到刺激时,会使血管扩张,让血流与淋巴运行速度加快,会提升免疫系统中的淋巴细胞与血液中的吞噬细胞的作用速度与搬运能力,加速体内毒素废物的排出。

　　人体的血液与淋巴对体内的异物有辨识与排除能力,就像是人体的清道夫一样,"痧"被身体视为异物,刮出的痧会被身体具有免疫功能的细胞消灭,再由尿液、汗液、呼吸等作用排出体外,刮出的痧颜色会渐渐减退,这种"退痧"的过程代表身体的毒素被排除的过程。经常刮痧可以让免疫系统经常受到锻炼,身体反应能力提高,可以有效并且快速清理这些人体不需要的毒素、废物,并让组织创伤修复能力提升,达到保健功效。

神效刮痧板

古代常用汤匙、钱币做刮痧板，麻油、酒、水当润滑剂，虽然取材方便，但对某些穴位无法达到应有的效果。心形刮痧板的造型符合人体工学，不但能有效地按压刺激穴位，圆润的边角也能保护皮肤，使病症即刻得到缓解。

U型槽能扣合手指头、鼻梁、下巴和脊椎的弧度，因此无论要刮拭手指头的反射区、颜面五官穴道还是脊椎两侧的经络，都能轻松上手。

板面中央的凹槽设计能方便调整握板手势，运板时也能更好掌控施力的轻重，很适合初学者使用。

U 型槽妙用

拇指凹槽

质地坚韧、光滑耐用

尺寸轻巧适中

刮痧板大小约 6×10 厘米，厚度约 0.4 厘米，即使是一般大小的皮夹也能放得下，所以建议大家可放在包包内随身携带，一片在手，方便无穷。

牛角有清热解毒的特性，有助于行气活血、疏通经络，同时不怕摔、不怕潮湿，是相当耐用的材料。温润、微微冰凉的质地无论握板、运板都能带来舒适的感受。

天然水牛角制成

两侧流畅的圆弧阔面

双向翻转，全角度使用

水牛角味辛、咸、寒，最适合用来制作刮痧板。辛可发散行气、活血润养；咸能软坚润下；寒能清热解毒，因此使用此种刮痧板能理气、凉血、排毒以及活血化瘀。

此心形刮痧板大多能双向使用，两侧的弧形阔面能贴合需大面积刮拭的部位，如肩颈、背部、腰部、腹部以及四肢的经络。三个圆角还有助于集中施力点，精准按压穴道。

现在就拿起刮痧板！
刮痧板的正确握板方法

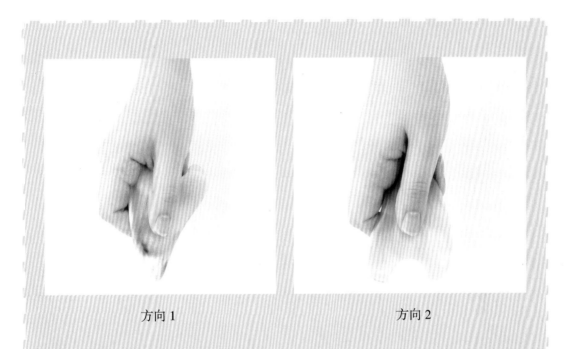

方向 1   方向 2

　　心形刮痧板一般能从两种方向握板，单角刮、双角刮、平刮都符合掌形。首先，用手握住刮痧板，将刮痧板的其中一侧靠在掌心，大拇指与其他四指分别按压住刮痧板，刮痧时用手掌心向下施力按压。刮痧进行时，手指末端离刮痧位置皮肤越接近越省力。

刮痧板的运板方法

以下九种运板方法是基本的刮痧手法，不同的刮拭手法适用于不同部位，先学会正确的刮拭手法，熟练后就能将刮痧自我保健广泛应用。

单角刮法

使用刮痧板的一个角，在穴位处从上而下刮拭，刮痧板与刮痧部位呈 45 度角。单角刮法适用于肩贞、风池、膻中穴等穴位。

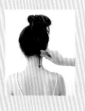

面刮法

根据刮痧位置使用刮痧板的阔面向刮痧部位倾斜，让刮痧板与皮肤表面呈 30 度至 60 度角（以 45 度最常用），由上至下或由内至外单一方向施力均匀地直线刮拭，每次刮拭的长度固定，不要来回刮。面刮法适用于身体较平坦的部位，如躯干、四肢及头部平坦部位。

平刮法

操作方式类似于面刮法，不同的地方在于使用平刮法时，刮痧板倾斜的角度小于 15 度，向下渗透力较大，因为刮痧板倾斜角度较小，刮拭时疼痛感比较低。平刮法适用于脸部、下腹部等身体较敏感的部位。

点按法

把刮痧板圆角与穴位呈 90 度垂直，向内按压，由轻到重，逐渐加力，按压片刻后迅速抬起，让肌肉复原，接着再以相同手法重复多次。点按法适用于人中、膝眼等处穴位。

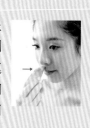

双角刮法

将大拇指按住刮痧板凹槽中线，将刮痧板往刮拭部位倾斜 45 度，凹槽双角扣在脊椎棘突两侧，同时使用刮痧板的两个角由上向下刮拭。双角刮法适用于脊椎部位的刮拭。

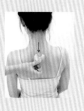

平面按揉法

平面按揉法是将刮痧板圆角的平面倾斜小于 20 度按压在穴位上，柔和缓慢地在穴位上旋转运动，旋转时刮痧板圆角的平面不能离开接触的位置，按揉的压力要能渗透到皮下组织或肌肉中。平面按揉法适用于合谷、足三里、内关以及其他疼痛敏感部位。

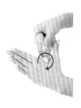

厉刮法

将刮痧板与穴位呈90度垂直，刮痧板运动时不能离开皮肤，施以一定的压力短距离（约2~3厘米）前后刮拭或左右摩擦刮拭。厉刮法适用于头部穴位。

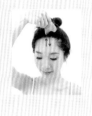

垂直按揉法

垂直按揉法则是将刮痧板呈90度垂直按压在穴位上，一样柔和缓慢地在穴位上旋转运动，旋转时刮痧板圆角的平面不能离开接触的位置。垂直按揉法适用于骨缝部的穴位。

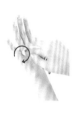

推刮法

操作方式类似于面刮法，不同的地方在于刮痧板倾斜的角度小于45度，刮拭时的压力大于面刮法与平刮法，刮拭速度较缓慢，每次刮拭长度则比以上两种刮拭法来得短。推刮法适用于刮拭疼痛区域。

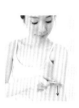

配合刮痧膏（精油），效果更好

刮痧是在皮肤上反复刮拭，需要使用润滑剂以免伤害皮肤。如果手边没有专用的刮痧膏，可以用植物油、婴儿油等润滑油来应急，但需要注意，并非所有的油类都适合，例如许多人家里常备的红花油就不建议使用，原因在于红花油含有刺激性的辣椒素，易让皮肤变得粗糙，甚至引起过敏或生成黑斑。长期利用刮痧来保健，还是应该准备专用的刮痧膏。（刮拭脸部穴道时，应该选用美容刮痧膏或乳液当辅助媒介。）

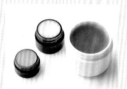

刮痧板的清洗和保存

用牛角制成的刮痧板，绝对不能高温消毒，使用完后可用肥皂水清洗，或用浓度70%~75%的酒精来擦拭消毒杀菌。基于卫生考虑，建议刮痧板最好专板专用。保存时要注意避免长期放置在过于潮湿或太过干燥的环境当中，以免使板面产生裂痕，更要避免长时间浸泡在水里，才能维持使用寿命。清洁消毒完毕后，马上擦干。

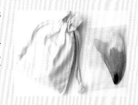

使用刮痧板 Q & A

Q: 刮痧越痛越有效、越黑越有效？

A：很多人以为刮痧一定要刮到疼痛才有效，或是认为出痧的颜色越深，代表刮痧的效果越好，这些其实是错误的想法，刮痧并不是越痛越有效，也不必刮到又红又紫才停手。

刮痧时感到疼痛代表气血运行不顺畅，有问题的部位刮痧疼痛度相对较高。出痧的颜色越深、越红、越紫，表示症状较严重，通常症状严重者，体质较虚，刮痧时更不能强刮。此外，刮痧部位不对或力度掌握不当，用力过猛也会造成微血管破裂，非但达不到刮痧效果，还可能引起组织损伤。

Q: 出痧后要多久才会恢复？

A：出痧后的皮肤看起来有很多小血点，更有人会刮出黑紫一片，看起来有点可怕，出痧颜色的深浅是疾病程度轻重的反映。

程度较轻的，痧出得少，颜色较浅，恢复也较快；程度严重的，痧出得多，颜色较深，则需要长一点的时间来恢复。一般情况下，退痧的时间快者2~3天，慢者可能需要两周的时间，多数会在5~7天内消退。

Q: 力度如何拿捏？

A：刮痧时要维持一定程度的按压力，才能将刮拭作用传达到深层组织，如果力度过轻，仅在皮肤表面摩擦，无法发挥深层作用，还可能造成表皮水肿。

不过身体有些部位不适合用较大的按压力刮拭，像是大血管处如两侧颈部、骨头突起的部位、头部、皮下脂肪较少处，刮痧手法都应轻柔。

此外，刮痧的力度也视病情、体质与刮痧部位不同而轻重有别。根据刮痧的速度与按压力的大小，可分为"补"、"泻"两种手法。补法刮痧按压力度轻、速度慢、刮拭的时间短，适用于久病、体弱、重病、虚症患者；泻法刮痧按压力度大（需逐渐加大按压力，使身体适应，以减轻疼痛感）、速度快、刮拭时间长，适用于年轻体壮、症状不严重、急症或实症患者；另外还有结合补泻手法的"平补平泻法"，按压力适中，力度平均，速度不快不慢，刮拭时间界于补、泻手法之间，适用于虚症实症兼有或一般人保健之用。

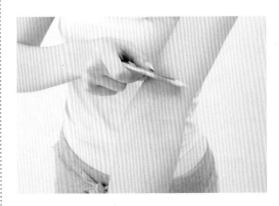

大血管处应用轻柔的力度进行刮痧

Q: 任何部位都可以刮痧吗？

A：刮痧时遇到胸部乳头处，脸部、足部出现红血丝的部位应避开。

Q: 刮拭的长度要多长？

A：一般以穴位为中心来看，刮拭的总长度约在 8~15 厘米，以大于穴位范围为原则，如果需要刮拭的经脉较长，则可以采用分段刮拭的方式进行。

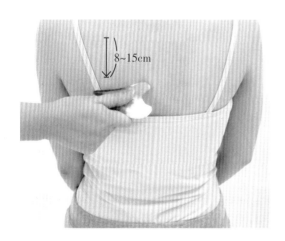

8~15cm

Q: 一次刮痧要刮多久？

A：进行刮痧的时间应维持在 20~30 分钟以内，身体较弱或刮拭速度较快时，应缩短刮拭时间；身体较强壮或刮痧速度较慢时，可适度延长刮拭时间。

Q: 刮拭要注意方向和顺序吗？

A：若有多个部位需要进行刮拭，以头部、脸部为先，再往身体部位刮拭；身体部位先上后下，先背腰后胸腹，先躯干后四肢；脸部、肩部、胸部刮拭方向由内往外，四肢及背腹部刮拭方向由上往下（但若遇到肢体浮肿、静脉曲张、内脏下垂时，则要由下往上刮拭）。

Q: 两次刮痧应间隔多久？可以天天刮痧吗？

A：刮痧的间隔时间与被刮拭者的体质有关，视刮痧后恢复的状况而定，如局部皮肤的恢复状况、疲劳以及疼痛感的消退程度，最好等出痧的颜色退去后再进行第二次刮痧，以免过度刮痧使皮肤表皮受到损伤，减弱疗效。

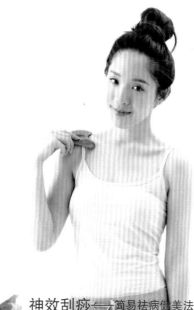

你适合用刮痧来
祛病、保健、变瘦变美吗?

✖ 不宜刮痧的情况及人群

1.
有出血倾向疾病的人,如血小板减少性疾病、凝血功能不正常、白血病患者以及严重贫血等病症患者。

2.
肝肾功能不良、严重心脑血管疾病急性发作期。

3.
恶性肿瘤、不明原因肿块的部位,严重下肢静脉曲张部位禁止刮痧。

4.
糖尿病患者皮肤有溃烂处、皮肤表面有伤口(如青春痘),不宜在伤口处刮拭,以免伤口出现感染。

5.
不明原因腹痛、内脏出血禁止刮痧。

6.
韧带、肌腱部位的急性损伤、骨折以及外科手术疤痕处,三个月内皆不宜进行刮痧。

7.
妇女月经、怀孕期间,酒醉,饭前及饭后半小时不宜刮痧。

8.
脑神经衰弱的患者避免睡前刮痧。

应随时注意是否不舒服！
认识刮痧后的正常和异常反应

正常反应

痧象

刮痧后的皮肤可能出现颜色不同、深浅不一的痧象,有的人会出现少量的红色痧点、痧斑,也有些人会出现紫红色、青紫色、青黑色的密集痧象,有时候会在皮下部位出现大小不一的包块状痧象,这些部位可能在隔天才会出现深色的痧斑,这些都是刮痧后的"出痧"现象,代表身体不同的健康状况。

疼痛感

刮痧时出现疼痛感代表经脉气血不通畅,刮痧后出痧较多处,或出现不平顺的结节部位,在一两天之内,触摸时可能都会有程度不一的疼痛感。此外,刮痧时出现不同程度的酸痛则代表了不同的病因,气血不足的人会有酸痛感,气滞症患者会有胀痛感,血瘀症患者则会有刺痛感。

异常反应

若刮痧后出现疲劳或晕刮的现象,则是异常反应。

疲劳

有部分体质较弱的人如果刮痧时间过长或力度过重,可能在 24 小时内出现疲劳的感觉,这时候只要经过充分休息即可恢复正常,不需特别处理。

局部肿胀、疼痛

如果刮痧的部位出现肿胀、灼热感,经过 24 小时都没有消退,或是刮痧已经一两天,刮痧的位置触摸时还有明显的疼痛感,表示刮痧时间过长,或是刮痧过度,可在刮痧 24 小时后进行热敷。

晕刮

刮痧和针灸一样,都是对穴位进行刺激,所以有人有可能像晕针一样发生"晕刮"现象。晕刮的症状包括头晕目眩、恶心想吐、脸色苍白、冒冷汗、四肢发冷等等,发生晕刮的原因多半是受刮拭者太过疲劳、刮拭部位过多、刮拭手法过重、空腹太久。

要避免晕刮状况发生,首先要避免在空腹太久、熬夜、过度疲劳的状态下进行刮痧;刮痧时要选择适合的姿势与适当的手法,单次刮拭时间不宜过长;刮拭过程中记得询问"会不会不舒服",当被刮的人明显感到不舒服或出现晕刮症状时,要停止刮痧,并让晕刮者平躺,注意保暖并喝一杯温开水。若晕刮反应较严重,可用刮痧板角部在人中穴轻轻点按,并以泻刮方式(力度较重、速度快)刮拭百会穴、涌泉穴,情况好转后,继续刮拭内关穴、足三里穴。

使用刮痧板的基本流程

step1 选择合适的室温

　　刮痧时,要选空气清新、通风、凉爽的场所,千万不要在密不通风的封闭空间里刮痧。室温过高时要避免冷气或用电风扇直吹,室温也不宜低于18℃。

step2 选择合适的刮拭体位

　　不同的刮痧部位应选择适合刮痧者操作以及能让被刮痧者肌肉呈放松状态、能持久配合刮拭的体位。主要的几个刮痧体位适合的刮拭部位如下:

- 坐姿:用于刮拭头部、颈部、肩部、四肢、胸部、背部、腰部等部位。采用坐姿时让被刮拭者面向椅背跨坐或侧坐,坐姿端正,上半身直立,跨坐时双臂交叉,侧坐时单臂置放在椅背上,让身体有所依靠。
- 仰卧:用于刮拭前头部、头顶部、侧头部、面部、胸部等部位。仰卧时在头颈下方垫一个软枕或毛巾卷,帮助支撑颈部。
- 俯卧:用于刮拭后头部、背部、腰部、下肢后侧等部位。俯卧时要注意颈部与腰部的支撑,可在前颈处下方垫一个软枕或毛巾卷,双手掌交叉置于下巴下方,给颈部适当的支撑;腹部下方也可垫一个软枕头,以免腰部下陷,造成肌肉紧张与酸痛。
- 侧卧:用于刮拭侧头部、胸部、背部、腰部、髋部、下肢侧面(如大、小腿外侧)。侧卧时要在侧颈处垫个枕头或毛巾卷支撑颈部。

step3 检查刮痧工具

刮痧开始前准备并检查刮痧工具，刮痧板的边缘要钝而光滑圆润，厚薄适中，查看有无裂痕或粗糙状况，并使用专用刮痧膏等润滑剂。

step4 选定并露出刮痧部位

根据刮痧目的选定刮痧部位，先清洁或用温热毛巾擦拭刮痧部位，并用纸巾保护衣物，避免沾染刮痧膏。

step5 开始刮拭

先在刮痧部位均匀涂抹刮痧膏，用量不宜过多过厚，以免太过润滑影响操作，接着再用合适的运板方式开始刮拭。

step6 刮痧结束

刮痧结束后，用纸巾或毛巾按压、擦拭皮肤上残留的刮痧膏，同时边进行按揉动作，有利于毛孔收缩复原。刮痧后因为毛孔开放，要注意保暖，并喝一杯温热的开水以补充水分并加速体内新陈代谢，帮助排除代谢废物。如要沐浴，应该等毛孔闭合，一般建议在刮痧三小时后沐浴。

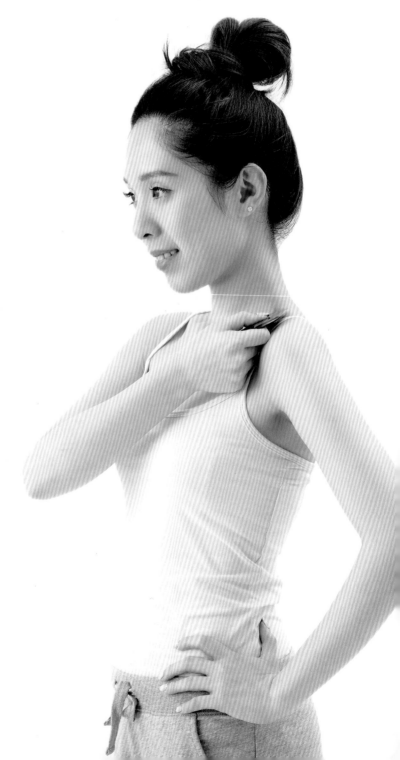

第一章

刮痧第一神效：

救急！调理常见病！

缓解头痛

还能解除肩颈疼痛僵硬问题!

＊感冒型跟情绪型头痛都有效!

常见的头痛原因除了感冒之外,更多人因为情绪压力而患有紧张性头痛,太忙、太累、压力太大或是太过烦恼,使得头部及颈部肌肉无法放松。大部分的头痛都是慢性或反复性的,通常发生在两边太阳穴或后脑部位,同时伴有肩部和颈部僵硬疼痛。

【方法】刮拭头部穴位区。
【疗程】每个步骤刮15~20下,共3次。
【注意】应避开头皮的结肿处。

1 刮拭头维穴

把刮痧板阔面放在发际的头维穴处至耳上位置,用面刮法倾斜45度从前向后刮拭,刮至侧头部下方发际线位置。

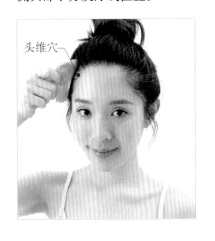

头维穴

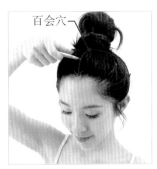

百会穴

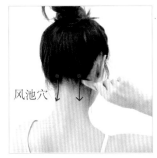

风池穴

2 刮拭百会穴

使用刮痧板的圆角用单角刮法从百会穴向前刮拭,刮至前发际边缘处,接着再从百会穴向后刮至后头部发际线边缘处,每个部位刮拭20下,直到头皮有微热感。

3 刮拭风池穴

将刮痧板的圆角朝刮拭方向倾斜45度角,用单角刮法在风池穴位置由上而下刮至颈根部。对疼痛部位要重点刮拭。

自刮不求人,舒缓头痛好简单

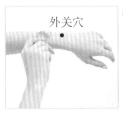

外关穴

1 刮拭外关穴

将刮痧板向刮拭方向倾斜45度,用面刮法刮拭手腕部外侧外关穴。

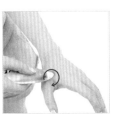

2 按揉合谷穴

将刮痧板圆角倾斜,角度小于20度,用平面按揉法按压在手背双侧合谷穴上,做柔和、缓慢的旋转运动。

改善眩晕

＊晕眩、晕车救急有效！

眩晕时会感觉自己或周围景物在旋转、摇动，像是晕车、晕船等都是眩晕的例子。眩晕常伴有恶心的感觉，甚至出现呕吐症状，严重者可能突然昏倒。身体虚弱者较容易出现眩晕情况，可通过刮拭与心脏相关的经脉穴位来改善。

> 【方法】刮拭头部、肩颈穴位。
> 【疗程】每个步骤刮 5~10 下，共 1 次。
> 【注意】宜采用坐姿进行刮拭。

❶ 刮拭四神聪穴

使用刮痧板的圆角，用单角刮法在头顶百会穴及其四周四神聪穴位置由上而下刮拭。

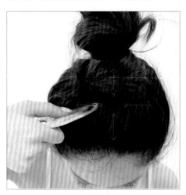

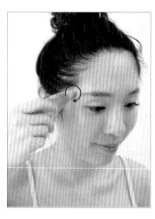

❷ 按揉太阳穴

刮痧板倾斜角度小于 20 度，使用圆角用平面按揉法按压在太阳穴上，做柔和、缓慢的旋转运动。

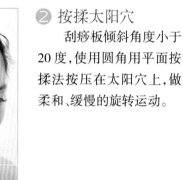

❹ 刮拭肩井穴

刮痧板的阔面倾斜 45 度用面刮法自内而外刮拭肩部肩井穴。

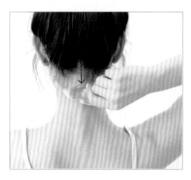

❸ 刮拭风府穴

将刮痧板的阔面倾斜 45 度，用面刮法自上而下刮后颈部风府穴。

自刮不求人，改善眩晕好简单

刮拭中指指背

将刮痧板的 U 形槽扣住中指，朝指尖方向刮拭中指第三指节处的头部对应区。

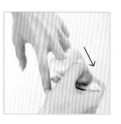

18

缓解咳嗽

* 重点刮拭肺俞穴

咳嗽是呼吸系统疾病常见的症状之一,原因在于喉咙或气管受到外界刺激导致胸腔突发性收缩,造成肺部猛烈释放空气,是一种保护性的呼吸反射动作。然而咳嗽长期不治,不但影响患者生活质量,还可能引发气喘,我们可以尝试刮拭肺俞穴来改善。

【方法】括拭背部、前颈穴位区。
【疗程】每个步骤刮 7 下,共 2 次。
【注意】刮拭动作宜缓慢。

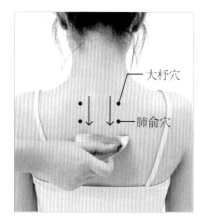

❶ 刮拭大杼、肺俞穴
　　刮痧板的阔面倾斜 45 度,用面刮法由上而下刮拭背部两侧的大杼穴、肺俞穴。

❷ 轻刮颈部
　　将刮痧板的阔面倾斜 45 度,用面刮法由上而下缓慢刮拭颈部廉泉穴和颈部两侧。

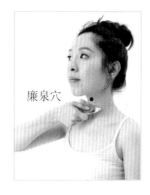

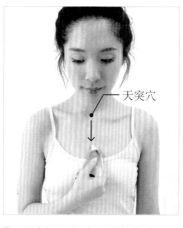

❸ 刮拭天突穴至膻中穴
　　将刮痧板的圆角倾斜 45 度角,用单角刮法在天突穴位置由上而下刮拭到膻中穴。

自刮不求人,缓解咳嗽好简单

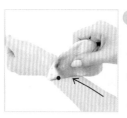

❶ 刮拭列缺穴
　　将刮痧板的阔面倾斜 45 度,用面刮法由上而下刮拭上肢列缺穴。

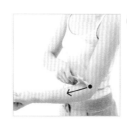

❷ 刮拭尺泽穴
　　将刮痧板的阔面倾斜 45 度,用面刮法由上而下刮拭上肢尺泽穴。

防止腹泻

快速止泻，还能调理脾胃！

✳ 平时可刮拭公孙穴调补肠胃

腹泻可以分为急性腹泻和慢性腹泻。急性腹泻的发生与饮食不洁、病毒细菌感染、食物中毒、寒凉食物进食过多和受到寒凉有关，有时过度紧张也会发生腹泻。东方人常见的乳糖不耐症，也是腹泻常见原因；慢性腹泻多半是因为脾胃虚弱，需要长时间调理。

> 【方法】刮拭背部、腹部穴位区。
> 【疗程】每个步骤刮 5 下，视情况先刮拭 1~2 次。
> 【注意】刮拭动作宜缓慢。

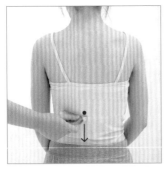

❶ 刮拭脾俞穴
将刮痧板阔面倾斜 45 度，用面刮法自上而下刮拭背部脾俞穴。

❷ 刮拭中脘、气海穴
将刮痧板的阔面倾斜 45 度，用面刮法自上而下刮拭腹部中脘穴至气海穴。

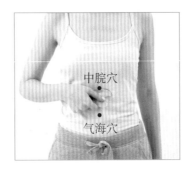

中脘穴
气海穴

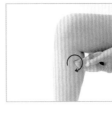

❸ 刮拭天枢穴
将刮痧板的阔面倾斜 45 度，用面刮法自上而下刮拭腹部肚脐两侧的天枢穴。

自刮不求人，止泻好简单

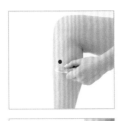

❶ 刮拭足三里穴
将刮痧板的阔面倾斜 45 度，用面刮法自上而下刮拭下肢外侧足三里穴。

❷ 按揉阴陵泉穴
刮痧板阔面角度小于 20 度，用平面按揉法按压下肢内侧阴陵泉穴位置，做柔和、缓慢的旋转运动。

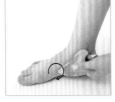

❸ 按揉公孙穴
刮痧板阔面角度小于 20 度，用平面按揉法按压足部公孙穴位置，做柔和、缓慢的旋转运动。

调养慢性胃炎

同时改善胀气、呕吐！

✳ 也需注意情绪问题才能根治

慢性胃炎最常见的症状包括上腹部疼痛与饱胀感,其发生与长期不良饮食习惯,烟酒刺激,压力、忧郁、易怒等情绪起伏过大有关,有些人则是因为某些药物的长期刺激而引发。

【方法】刮拭背部、腹部穴位区。
【疗程】每个步骤刮 5~10 下,连续 7 天,每天刮 2 次。
【注意】刮拭动作宜缓慢。

❶ 刮拭脾俞、胃俞穴

将刮痧板的阔面倾斜 45 度,用面刮法自上而下刮拭背部膀胱经脾俞穴、胃俞穴。

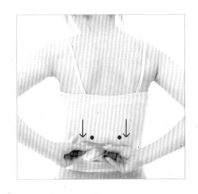

❷ 刮拭腹部穴道

将刮痧板的阔面倾斜 45 度,用面刮法自上而下刮拭腹部任脉上脘穴至下脘穴。

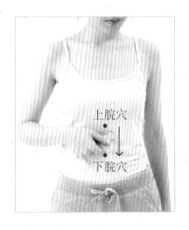

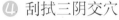

❹ 刮拭三阴交穴

将刮痧板的阔面向刮拭方向倾斜 45 度,用面刮法自上而下刮拭下肢三阴交穴。

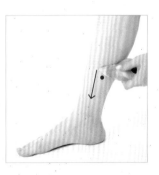

❸ 刮拭足三里穴

将刮痧板的阔面向刮拭方向倾斜 45 度,用面刮法自上而下刮拭下肢足三里穴。

自刮不求人，调理胃炎好简单

❶ 刮拭内关穴

将刮痧板的阔面向刮拭方向倾斜 45 度,用面刮法由内而外刮拭内关穴。

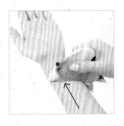

消暑解热

＊晕眩、晕车救急有效!

不只是在室外高温环境活动过久，或在阳光底下曝晒太久会引起中暑，更常见的中暑状况还发生在频繁进出冷气房时，由于室内外温差过大，可能因体温调节失常引发。中暑症状包括头昏脑涨、恶心、想吐、四肢无力、胸闷甚至昏迷。中医认为中暑是由身体气血不畅、热气积聚体内无法排出、排热排汗困难所引起。

【方法】刮拭各中暑急救穴位区。
【疗程】每个步骤刮5下，先刮拭1次。
【注意】有虚脱晕厥现象，要先按人中穴。大量出汗、血压下降者禁用泻法刮拭。

❶ 点按人中穴

将刮痧板与人中穴呈 90 度垂直，用点按法向下按压，由轻到重逐渐加力，片刻后迅速抬起，使肌肉按压处复原，多次连续重复点按人中穴。

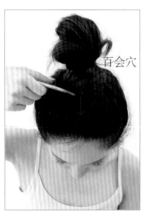

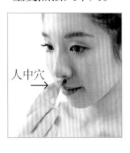

❷ 刮拭百会穴

使用刮痧板的圆角，用单角刮法在百会穴位置由上而下刮拭。

❸ 刮拭膻中穴

将刮痧板圆角倾斜 45 度角，用单角刮法在两乳头中间的膻中穴位置由上而下刮拭。

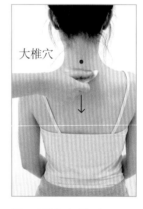

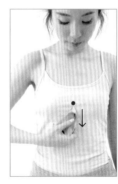

❹ 刮拭大椎穴

将刮痧板的阔面倾斜 45 度，用面刮法自上而下刮拭背部大椎穴。

自刮不求人，消暑解热好简单

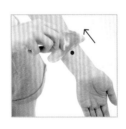

❶ 刮拭内关穴

将刮痧板向刮拭方向倾斜 45 度，用面刮法自下而上刮拭前臂内关穴。

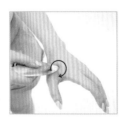

❷ 按揉合谷穴

将刮痧板倾斜，角度小于 20 度，用平面按揉法按压在手部合谷穴位置上，做柔和、缓慢的旋转运动。

缓解感冒不适

✳ 刮拭颈部时要轻且慢

感冒属于急性上呼吸道感染,主要由病毒感染所引起的上呼吸道常见疾病。感冒的症状包括流鼻水、鼻塞、喉咙痒痛、咳嗽、头痛与疲劳,约 3~7 天可以痊愈。一般型感冒通常是受凉、淋雨或过度疲劳后,在身体抵抗力下降的情况下发生的,而流行性感冒还会出现发烧、冷颤、身体及肌肉酸痛等症状。

【方法】刮拭全息穴区。
【疗程】症状轻者每个步骤刮 5 下为 1 次,出痧少者可每日或隔日刮 1 次。
【注意】按压力大、刮拭速度慢(颈部除外)。

❶ 刮拭额中、额旁带

将刮痧板圆角与穴位区呈 90 度角垂直,施以一定压力,用厉刮法在额部额中带、额旁 1 带位置短距离(约 2~3 厘米)前后刮拭。

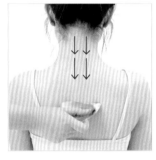

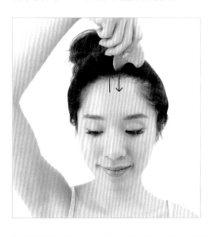

❷ 刮拭颈椎、脊椎对应区

将刮痧板 U 型槽或阔面对准脊椎棘突,倾斜 45 度,用双角刮法从上向下刮拭颈椎的头部对应区和胸椎肺脏的对应区。

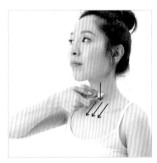

❸ 刮拭前颈、前胸

将刮痧板的阔面倾斜 45 度,用面刮法自上而下刮拭前颈部咽喉区;再将刮痧板的圆角倾斜 45 度,用单角刮法在前胸正中气管位置由上而下刮拭。

自刮不求人，缓解感冒好简单

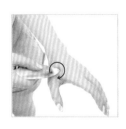

按揉合谷穴

将刮痧板倾斜,角度小于 20 度,用平面按揉法按压在手部合谷穴位置上,做柔和、缓慢的旋转运动。

改善便秘

重点刮拭大肠经穴位！

＊调理肠胃功能

便秘是许多人的困扰之一，排便次数减少和排便困难都是便秘症状。便秘不仅会影响身体健康，还会导致小腹突出。生活节奏紧张，爱吃肉类、油炸物，缺乏膳食纤维与水分，运动量不足，都可能引起大便干结。废物在肠内停留过久，会导致毒素累积，影响消化功能，也可能引发大肠癌。

【方法】刮拭大肠经穴位区。
【疗程】每个步骤刮 5~10 下，共 3 次。
【注意】刮拭压力要大，重点刮拭穴位。

① 刮拭迎香穴

使用刮痧板圆角，角度小于 20 度，用平面按揉法按压在鼻翼两侧的迎香穴位上，做柔和、缓慢的旋转运动。

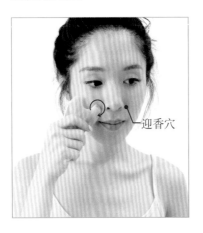

迎香穴

② 刮拭天枢穴

将刮痧板的阔面倾斜 45 度，用面刮法由上而下刮拭位于肚脐两侧的天枢穴。腹部刮拭压力要大，直至腹部出现微热感。

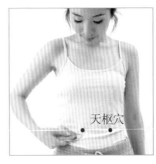

天枢穴

③ 刮拭足三里穴、上巨虚穴

将刮痧板阔面倾斜 45 度，用面刮法由上而下刮拭下肢足三里穴至上巨虚穴。若除便秘之外还有食欲减退的症状，刮拭足三里穴的效果会更佳。

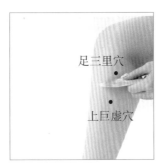

足三里穴

上巨虚穴

自刮不求人，改善便秘好简单

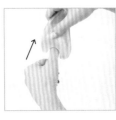

① 刮拭少商穴

将刮痧板阔面倾斜 45 度，用面刮法由大拇指根部往指尖处刮拭，重点刮拭指甲根部的少商穴。

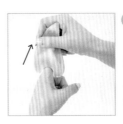

② 刮拭食指

将刮痧板 U 型槽扣住食指，倾斜 45 度，用面刮法由食指根部往指尖处刮拭。

解除痛经

✻ 避免刮拭下腹

痛经可分为原发性痛经和次发性痛经两类。原发性痛经是子宫收缩引起的疼痛,常见于年轻女性,如果子宫对前列腺素比较敏感,子宫收缩会比一般人强烈而引发痛经;女性年纪愈大,次发性痛经几率愈高,多半是子宫肌瘤、子宫内膜异位或子宫、卵巢癌等疾病所造成的。

【方法】刮拭背部穴位区。
【疗程】每个步骤刮拭 7 下,共 1 次。
【注意】刮拭压力要大,重点刮拭穴位。

❶ 刮拭肝俞、肾俞穴

将刮痧板阔面倾斜 45 度,用面刮法自上而下刮拭背部两侧肝俞穴、肾俞穴。

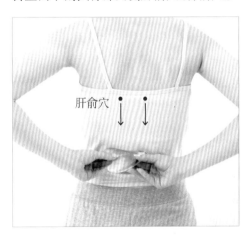

肝俞穴

❷ 刮拭次髎、中髎穴

将刮痧板阔面倾斜 45 度,用面刮法自上而下刮拭臀部两侧次髎穴、中髎穴。

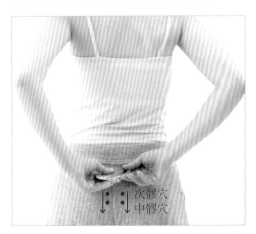

次髎穴
中髎穴

自刮不求人,解除痛经好简单

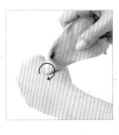

❶ 按揉手部的下腹区反射区

将刮痧板圆角垂直按压在第二掌骨桡侧下腹区,用垂直按揉法做缓和、缓慢的旋转运动,并找到疼痛点,重点按揉。

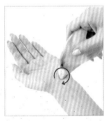

❷ 按揉手部的生殖器区

刮痧板圆角倾斜角度小于 20 度,用平面按揉法按揉靠近手腕部位的生殖器器官区,做柔和、缓慢的旋转运动。

改善贫血

✻ 还能使手脚温暖

缺铁性贫血是最常见的贫血类型,也是女性常有的困扰。铁是人体制造红细胞中的血红素所必需的矿物质。人体缺铁,会导致红细胞携带氧气运行到身体各组织的量不够,造成组织与器官缺氧,人就容易出现面色苍白、头晕、疲倦、心跳加快、血压降低、气短等症状。

【方法】刮拭头部、足部穴位区。
【疗程】每个步骤刮拭 7 下,共 2 次。
【注意】长期重点刮拭三阴交和涌泉穴。

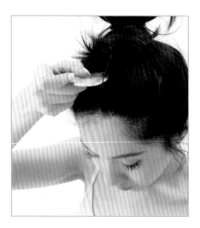

❶ 刮拭百会穴
将刮痧板的圆角倾斜 45 度角,用单角刮法在头顶百会穴位置由上而下刮拭。

❷ 按揉侠溪穴
将刮痧板圆角垂直按压在脚背足指间的侠溪穴上,用垂直按揉法做缓慢的旋转运动。

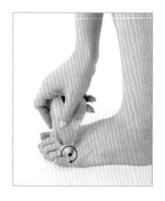

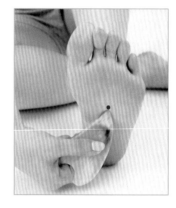

❸ 刮拭涌泉穴
将刮痧板的圆角倾斜 45 度角,用单角刮法重点在脚底涌泉穴位置由上而下刮拭。

自刮不求人,改善贫血好简单

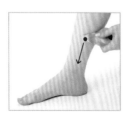

刮拭三阴交穴
将刮痧板阔面倾斜 45 度,用面刮法自上而下刮拭下肢三阴交穴。

缓解牙痛

还可保健消化系统！

*也需注意情绪问题才能根治

牙痛通常是由于齿神经受到刺激所引起，感染、龋齿、牙齿受损或缺牙是牙痛最常见的几个原因。剧烈的牙痛多半是急性牙髓炎所引起的，且会随心脏跳动、血压变化而改变，出现牙髓神经的剧烈抽痛反应。牙痛的症状包括牙龈红肿、遇冷热刺激痛、脸颊肿胀等等。

【方法】刮拭面部、足部穴位区。
【疗程】每个步骤刮 7 下，共 2~3 次。
【注意】隐隐作痛、夜晚痛感加剧者，应小力慢速刮拭。

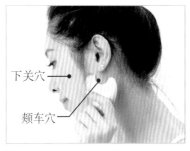

下关穴
颊车穴

① 按揉下关、颊车穴
　　将刮痧板圆角倾斜，角度小于 20 度，用平面按揉法按压面部下关穴、颊车穴位置，做柔和、缓慢的旋转运动。

② 按揉内庭穴
　　将刮痧板倾斜 90 度按压在足背的内庭穴上，用垂直按揉法做柔和、缓慢的旋转运动。

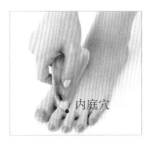

内庭穴

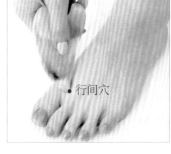

行间穴

③ 按揉行间穴
　　将刮痧板倾斜 90 度按压在足部的行间穴上，用垂直按揉法做柔和、缓慢的旋转运动。

自刮不求人，缓解牙痛好简单

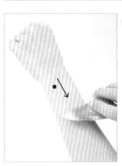

① 刮拭外关穴
　　将刮痧板阔面倾斜 45 度，用面刮法刮拭上肢内侧的外关穴。

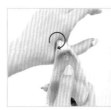

② 按揉合谷穴
　　刮痧板圆角倾斜角度小于 20 度，用平面按揉法按压在手背两侧合谷穴位置上，做柔和、缓慢的旋转运动。

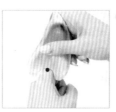

③ 刮拭二间穴
　　将刮痧板 U 型槽扣住靠近大拇指的食指指侧，自上而下刮拭二间穴。

改善眼睛干涩

同时具有保肝作用！

＊刮拭眼周勿大力拉扯

人们过度依赖智能手机、电脑、3C产品，让眼睛盯着屏幕的时间增加，专注用眼会让眨眼次数减少，造成眼睛干涩、疲劳等。中医认为"肝出窍于目"，眼睛干涩与肝血不足、眼周经络气血运行不顺有关。

【方法】刮拭头部、面部穴位区。
【疗程】每个步骤刮拭5~10下，每天1~2次。
【注意】眼部刮痧勿用刮痧油，可改用眼霜或可用于脸部的乳液。

① 刮拭头部的视神经对应区

将刮痧板圆角与穴位区垂直，施以一定压力，用厉刮法在后头部顶枕带下1/3处的视神经对应区短距离（约2~3厘米）前后刮拭。

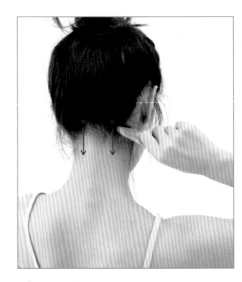

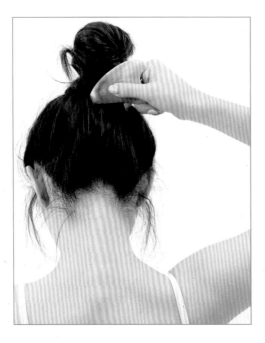

② 刮拭风池穴

刮痧板的圆角倾斜45度角，用单角刮法在风池穴位置由上而下刮拭。

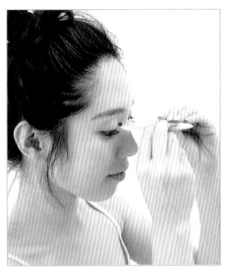

③ 按揉睛明穴

为了避免干刮损害肌肤，面部刮痧前先在刮痧板边缘涂抹少量的乳液，将刮痧板 U 型槽扣住鼻梁，垂直按压在睛明穴上。

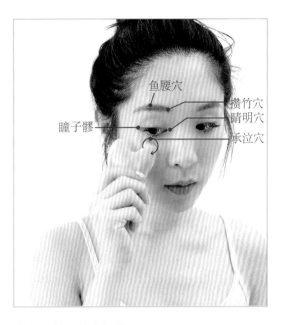

鱼腰穴

攒竹穴
睛明穴
承泣穴

瞳子髎

④ 刮拭眼周穴位

刮痧板圆角倾斜角度小于 15 度，用平刮法先从内眼角沿着上眼眶经攒竹穴、鱼腰穴缓慢、平和地向外刮至瞳子髎穴，刮拭 5~10 下；再用相同手法由内眼角沿着下眼眶经承泣穴缓慢向外刮至瞳子髎，括拭 5~10 下。或将刮痧板倾斜，角度小于 20 度，用平面按揉法按压在各穴位上，做柔和、缓慢的旋转运动，每穴位按揉 5~10 下。

自刮不求人，缓解眼睛干涩好简单

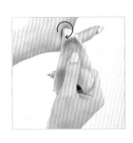

按揉合谷穴

刮痧板圆角倾斜角度小于 20 度，用平面按揉法按压在合谷穴上，做柔和、缓慢的旋转运动，按压时间约 1~3 分钟。

改善失眠

✳ 同时畅通全身气血!

难以入眠、浅眠、多梦等是现代常见的文明病,主要与压力、生活习惯不良有关,长期失眠可能带来头昏、头痛、健忘、心悸等问题。中医认为脏腑功能紊乱、气血不足、阴阳失调是导致失眠的原因。

【方法】刮拭头、背部穴位区。
【疗程】每个步骤刮拭 7 下,可每天刮拭 2 次。
【注意】睡前仅单刮足部穴道,头背部可在白天保健时刮拭。

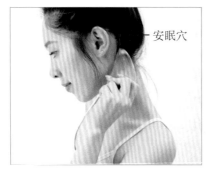

安眠穴

① 刮拭安眠穴
将刮痧板的圆角,倾斜 45 度角,用单角刮法由上而下刮拭头部耳后安眠穴。

② 刮拭心俞、脾俞穴
将刮痧板的阔面倾斜 45 度,用面刮法自上而下刮拭背部心俞穴至脾俞穴。

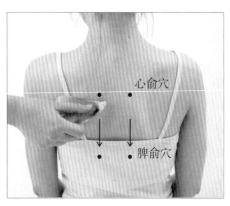

心俞穴

脾俞穴

自刮不求人,改善失眠好简单

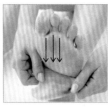

① 刮拭足底
每天睡前将刮痧板向刮拭方向倾斜 45 度,用面刮法由自上而下刮拭全足底,刮拭到发热。

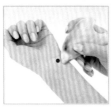

③ 按揉神门穴
将刮痧板的圆角倾斜,角度小于 20 度,用平面按揉法按压手腕内侧的神门穴。

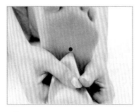

② 刮拭涌泉穴
待足底发热后,再将刮痧板的圆角倾斜 45 度角,用单角刮法重点在涌泉穴位置由上而下刮拭。

30

缓解大脑疲劳

＊调理心肾

长时间用脑工作,容易大量消耗大脑能量,使血液与氧气供应不足,削弱脑细胞正常功能,产生注意力不集中、头昏脑涨、精神不振等症状。中医认为大脑疲劳与心火过旺、心肾失调有关。

【方法】刮拭头部穴位区。
【疗程】每个步骤刮拭 5~10 下,每天 1 次。
【注意】失眠者睡前不能刮拭头背部。

① 刮拭侧头部

将刮痧板的阔面倾斜 45 度,用面刮法按照侧头部、头顶部、后头部的顺序依次刮拭全头,直到头皮发热为止,并找到头部疼痛点重点刮拭。

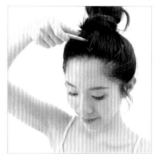

② 刮拭百会穴

将刮痧板的圆角倾斜 45 度角,用单角刮法刮拭百会穴。

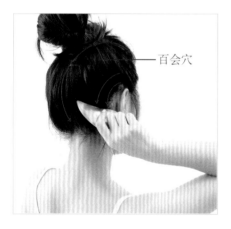

——百会穴

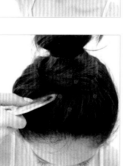

③ 刮拭四神聪穴

将刮痧板的圆角倾斜 45 度角,用单角刮法刮拭四神聪穴。

自刮不求人，补心健脑好简单

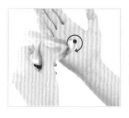

按揉劳宫穴

将刮痧板的圆角,倾斜角度小于 20 度,用平面按揉法按压手掌心的劳宫穴。

提神醒脑

＊增强注意力！

健忘就是大脑的思考、记忆能力暂时出现了障碍。年龄的增加、持续的压力与紧张都会使脑细胞疲劳，造成记忆力减退。中医认为，健忘是由到大脑的气不足、脑部血液量减少所造成的。

【方法】刮拭头、面部穴位区。
【疗程】每个步骤刮拭 5~10 下，每天 1 次。
【注意】失眠者睡前不刮拭头背部。

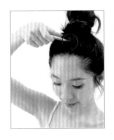

❶ 按揉百会穴
将刮痧板圆角倾斜，角度小于 20 度，用平面按揉法按压在百会穴上，做柔和、缓慢的旋转运动。

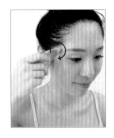

❷ 按揉太阳穴
将刮痧板圆角倾斜，角度小于 20 度，用平面按揉法按压在太阳穴上，做柔和、缓慢的旋转运动。

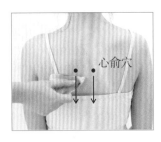

心俞穴

❸ 刮拭心俞穴
将刮痧板的阔面倾斜 45 度，用面刮法自上而下刮拭背部心俞穴。

自刮不求人，提神醒脑好简单

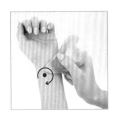

❶ 按揉内关穴
将刮痧板圆角倾斜，角度小于 20 度，用平面按揉法按压在内关穴上，做柔和、缓慢的旋转运动。

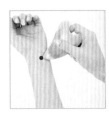

❷ 按揉神门穴
将刮痧板圆角倾斜，角度小于 20 度，用平面按揉法按压在神门穴上，做柔和、缓慢的旋转运动。

排解烦躁

养心安神!

＊避免人体免疫力下降

现代人的生活里总少不了压力,长期处于压力状态,会导致难以控制的烦躁、焦虑、忧郁等情绪出现,如果压力无法缓解,会使内分泌与神经系统失调,影响身体器官功能,并可能造成老化与免疫力下降。

【方法】刮拭背、胸部穴位区。
【疗程】每个步骤刮拭 5~10 下。
【注意】刮拭肝胆区压力要大,速度要慢。

① 刮拭夹脊穴

将刮痧板 U 型槽对准脊椎棘突,倾斜 45 度,用双角刮法从上向下刮拭背部的夹脊穴。

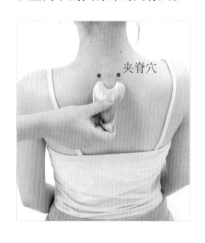

夹脊穴

② 刮拭背部穴位

将刮痧板的阔面倾斜 45 度,用面刮法从上向下重点刮拭背部肝俞穴、魂门穴、胆俞穴。

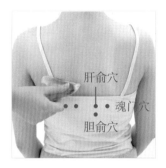

肝俞穴
魂门穴
胆俞穴

③ 刮拭肝胆体表投射区

将刮痧板阔面倾斜,角度小于 15 度,用平刮法以较大的按压力由内而外缓慢刮拭肝胆体表投射区,同时找到疼痛部位重点刮拭,并重点刮拭胸胁处期门穴。

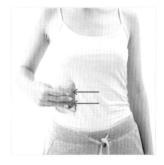

自刮不求人，排解烦躁好简单

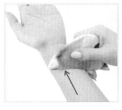

① 刮拭内关穴

将刮痧板向刮拭方向倾斜 45 度,用面刮法自上而下刮拭前臂内关穴。

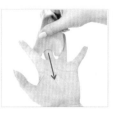

② 刮拭中指第三指节

将刮痧板的 U 型槽扣住中指,朝掌心方向刮拭中指第三指节。

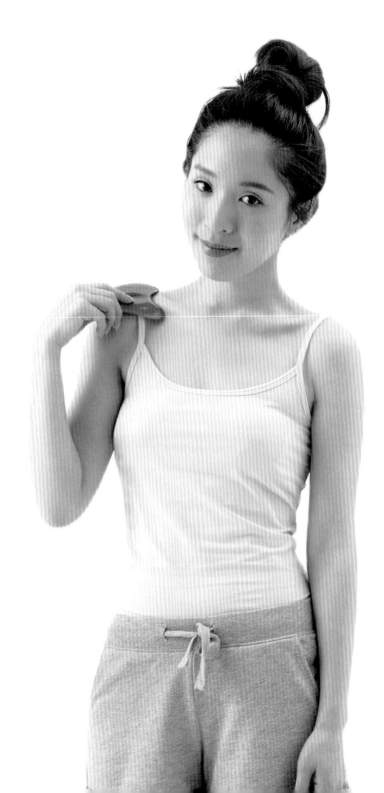

第二章

刮痧第二神效：
刮痧不痛，甩掉全身酸痛！

34

* 应避免冷气风吹直对肩颈

肩颈酸痛是现代人常见的困扰,姿势不良、长时间维持同一姿势都是引起肩颈僵硬的常见原因。长时间坐在办公桌前处理事情、打电脑、开车、看电视等等,加上普遍使用空调,颈肩容易受到风寒,都会造成肩颈酸痛。

【方法】刮拭颈、肩部穴位区。
【疗程】每个步骤刮拭 10 下,共 1 次。
【注意】手背皮肤薄,使用刮痧膏为佳。

① 刮拭风府、大椎穴

将刮痧板阔面倾斜 45 度,用面刮法从上往下刮拭颈部督脉风府穴至大椎穴。

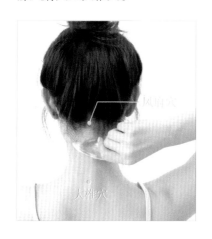

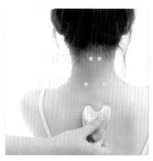

② 刮拭天柱、大杼穴

再将刮痧板 U 型槽处对准脊椎棘突,向下倾斜 45 度,用双角刮法从上向下刮拭颈部两侧膀胱经天柱穴至大杼穴。

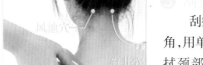

③ 刮拭风池、肩井穴

刮痧板圆角倾斜 45 度角,用单角刮法由上而下刮拭颈部两侧风池穴;再将刮痧板阔面倾斜 45 度,用面刮法从风池穴向下刮至颈部根处,最后再从内往外刮拭肩井穴位置。

自刮不求人,摆脱肩颈酸痛好简单

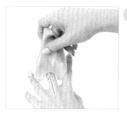

① 刮拭中指指背

将刮痧板 U 型槽扣住中指指背,用平刮法刮拭中指指背颈椎全息穴区。

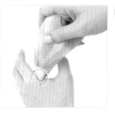

② 按揉手背的颈椎区

将刮痧板垂直按压在第二掌骨桡侧颈椎区,用垂直按揉法做柔和、缓慢的旋转运动。

缓解四肢无力

＊同时消除脏腑病气

四肢无力是指在生理正常的情况下,四肢出现酸软无力的现象。四肢是人体重要的运动器官,功能的强弱与脏腑功能及人体的生命力有关。中医的经络学说认为,四肢部位有与五脏六腑相关的经脉,刮拭四肢的经络能调理并疏通经脉,消除四肢无力和其他病气。

【方法】刮拭四肢穴位区。
【疗程】每个步骤刮 10 下,每天 1~2 次。
【注意】肌肉较多的部位,刮拭压力要大;下肢浮肿或静脉曲张,刮拭要轻。

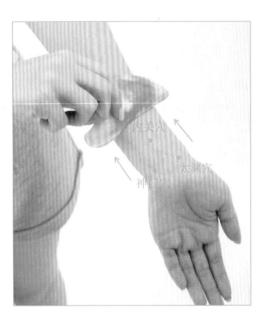

① 刮拭上肢保健穴位

将刮痧板阔面倾斜 45 度,用面刮法刮拭上肢主要保健穴位,如内关穴、神门穴、太渊穴。

② 刮拭下肢保健穴位

将刮痧板阔面倾斜 45 度,用面刮法刮拭下肢主要保健穴位,如足三里穴、三阴交穴。

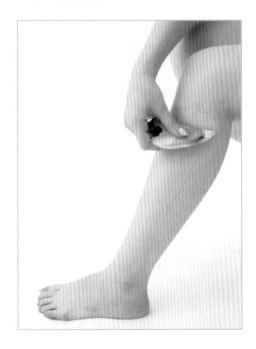

* 也需注意情绪问题才能根治

现代人生活作息不规律、缺乏运动、休息不足，或因年龄增长，肌肉力量减弱，容易引起腰背肌肉损伤，导致腰酸背痛问题。中医认为肾主骨，肾虚则骨不健，加上肾阳不足，御寒能力下降也会导致风寒之邪乘虚而入，遭受寒凉而引发腰酸背痛。

【方法】刮拭腰背部穴位区。
【疗程】每个步骤刮拭7下，每天1次。
【注意】因病而起的酸痛，应就医治疗；腰椎骨折者禁刮。

① 刮拭督脉和膀胱经

将刮痧板阔面倾斜45度，用面刮法自上而下刮拭背部督脉大椎穴至至阳穴、膀胱经大杼穴至膈关穴。

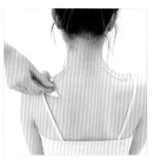

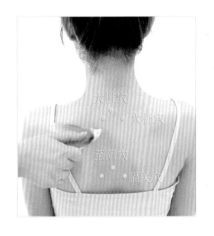

② 刮拭肩井穴

将刮痧板阔面倾斜45度，用面刮法从内向外刮拭肩井穴。

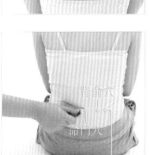

③ 刮拭腰部三穴

将刮痧板阔面倾斜45度，用面刮法刮拭腰部命门穴、肾俞穴、志室穴。

自刮不求人，解救腰酸背痛好简单

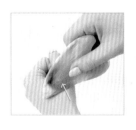

刮拭手部的腰区

将刮痧板阔面倾斜45度，用面刮法从手腕处朝指尖方向刮拭手部的腰区。感觉到有结节时，应缓慢重点刮拭。

摆脱小腿抽筋

疏通下肢经脉气血！

＊刮拭承山穴能通气血

小腿抽筋经常在半夜睡觉、姿势突然改变、受寒大量出汗后发生，小腿抽筋时，小腿肚会剧烈疼痛，肌肉痉挛僵硬，无法活动。中医认为小腿抽筋与气血不足有关，需要打通经络，促进血液循环，以减少小腿抽筋状况发生。

【方法】刮拭面部、下肢穴位区。
【疗程】每个步骤刮 7 下，共 1~3 次。
【注意】关节肿胀或韧带受伤不宜刮拭下肢。

① 点按人中穴

将刮痧板圆角与人中穴呈 90 度垂直，用点按法向下按压，由轻到重逐渐加力，片刻后迅速抬起，使肌肉按压处复原，多次连续重复点按人中穴。

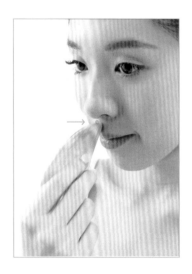

② 刮拭阴谷穴

将刮痧板阔面倾斜 45 度，用面刮法自上而下刮拭位于下肢的阴谷穴。

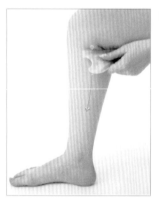

③ 刮拭承筋、承山穴

将刮痧板阔面倾斜 45 度，用面刮法自上而下刮拭下肢的承筋穴至承山穴处。

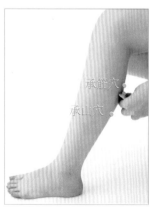

承筋穴
承山穴

④ 刮拭阳陵泉、悬钟穴

将刮痧板阔面倾斜45度，用面刮法自上而下刮拭阳陵泉穴至悬钟穴处。

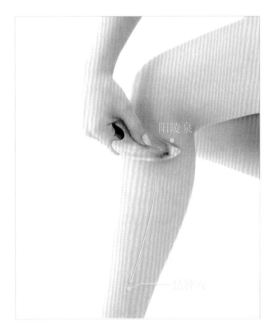

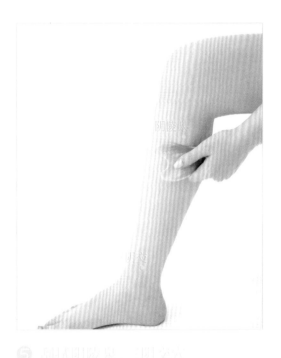

⑤ 刮拭阴陵泉、三阴交穴

将刮痧板阔面倾斜45度，用面刮法自上而下刮拭阴陵泉穴至三阴交穴处。

自刮不求人，缓解小腿抽筋好简单

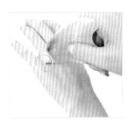

接压手背液门穴

将刮痧板圆角垂直按压在手背液门穴上，用垂直按揉法做柔和、缓慢的旋转运动。

告别膝关节痛

＊关节皮肤薄，应轻力缓速

膝关节疼痛常见于退化性关节炎患者，或膝盖关节韧带损伤、半月板损伤、膝关节长骨刺、关节周围纤维组织发炎、类风湿性关节炎等患者。膝关节疼痛常引起活动不便，关节也可能僵硬、肿胀，屈伸活动范围受到限制。

【方法】刮拭膝关节部位穴位区。
【疗程】每个步骤刮拭7下，每天1次。
【注意】关节肿胀或韧带受伤不宜刮拭下肢。

❶ 点按膝眼穴

将刮痧板的圆角呈90度垂直，用点按法在双膝膝眼穴处向下按压，由轻到重逐渐加力，片刻后迅速抬起，使肌肉按压处复原，连续多次重复。

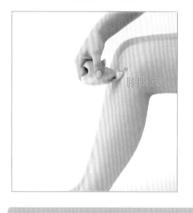

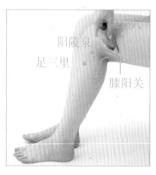

❷ 刮拭下肢四穴

将刮痧板阔面倾斜45度，用面刮法从上向下刮拭膝关节外侧上方梁丘穴，再刮拭足三里穴、膝阳关穴和阳陵泉穴。

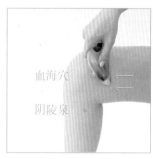

❸ 刮拭血海、阴陵泉穴

将刮痧板阔面倾斜45度，用面刮法从上向下刮拭内侧血海穴、阴陵泉穴。

自刮不求人，告别膝关节痛好简单

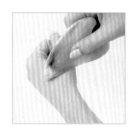

按揉手部的腿区

将刮痧板圆角垂直按压在第二掌骨桡侧腿穴上，用垂直按揉法做柔和、缓慢的旋转运动。在腿穴范围处重点按揉疼痛处。

缓解足跟痛

＊应暂时减少走动

足底筋脉炎俗称足跟痛，是指足底肌腱因为过度使用造成发炎的现象，也与足底组织退化有关。跑步跑太久、站立太久、体重过重、爬山等长时间使足跟负荷过重，又得不到良好的休息，足部软组织可能就会产生损伤，导致足跟痛发生。

【方法】刮拭上、下肢穴位区。
【疗程】每个步骤刮拭 7 下，共 1 次。
【注意】刮痧期间应少走路。

❶ 刮拭大陵穴

将刮痧板阔面倾斜 45 度，用面刮法自上而下刮拭位于上肢的大陵穴。

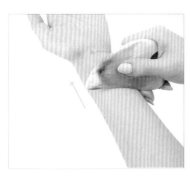

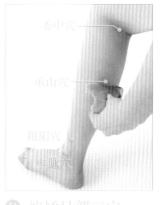

❷ 刮拭下肢四穴

将刮痧板阔面倾斜 45 度，用面刮法自上而下刮拭位于下肢的委中穴至承山穴、跗阳穴至申脉穴处。

委中穴
承山穴
跗阳穴
申脉穴

❹ 按揉足部三穴

将刮痧板圆角倾斜，角度小于 20 度，用平面按揉法按压在足部太溪穴、水泉穴、照海穴上，做柔和、缓慢的旋转运动。

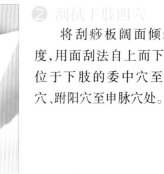
照海穴　太溪穴　水泉穴

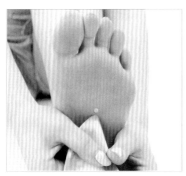

❸ 刮拭涌泉穴

接着将刮痧板圆角倾斜 45 度，用单角刮法在足底涌泉穴位置由上而下刮拭。

自刮不求人，改善足跟痛好简单

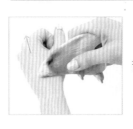

刮拭手部的足区

将刮痧板倾斜 45 度刮拭第二掌骨桡侧足区。

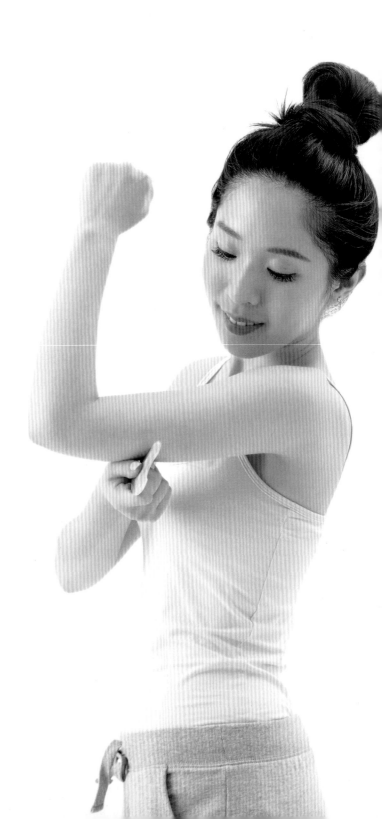

第三章

刮痧第三神效：
祛痘除纹，全身紧、瘦、美！

告别湿疹

✳ 长期刮痧可调理

湿疹是最为常见的皮肤病,不具传染性,让人伤脑筋的地方是病情常反复发作,并且奇痒无比,很容易因为搔痒把皮肤抓破造成细菌入侵。湿疹的成因很多,高温、气候改变、压力、过敏原、饮食都可能引发湿疹,手部、脸部、颈部、膝盖内侧、手肘弯曲内侧都是好发部位。

【方法】刮拭上、下肢穴位区。
【疗程】每个步骤刮 7 下,共 2 次。
【注意】勿刮拭发疹红肿的部位。

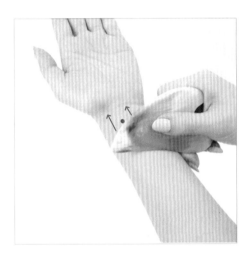

① 刮拭内关穴
将刮痧板阔面倾斜 45 度,用面刮法刮拭内关穴。

② 刮拭足三里穴
将刮痧板阔面倾斜 45 度,用面刮法自上而下刮拭下肢足三里穴。

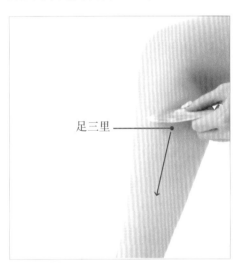

足三里

自刮不求人，告别湿疹好简单

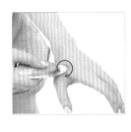

按揉合谷穴
将刮痧板倾斜,角度小于 20 度,用平面按揉法按压在合谷穴上,做柔和、缓慢的旋转运动。

消除荨麻疹

可单刮治痒穴！

＊患处刮痧可快速排毒

荨麻疹是一种皮肤的过敏反应，不具传染性。急性荨麻疹发作时，皮肤上会出现像是蚊子叮咬一样的浮肿，有灼热感、瘙痒感，且越抓越痒，抓过的地方皮肤会出现一道道的浮肿。中医认为荨麻疹是"风邪"所引起的，荨麻疹来得迅速、病无定处、游走不定，跟风的特性很像，也被称为"风疹"。

【方法】刮拭头、背、足部消疹穴位区。
【疗程】每个步骤刮拭7下，共1~2次。
【注意】勿刮拭有伤口的部位。

① 刮拭风池穴
刮痧板圆角倾斜45度，用单角刮法在后头部两侧风池穴位置由上而下刮拭。

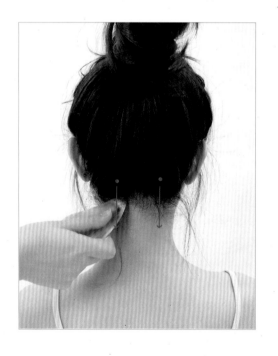

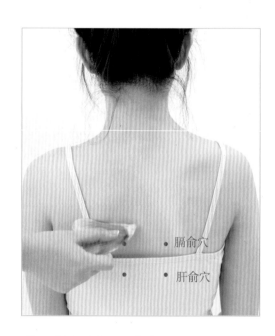

・膈俞穴

・肝俞穴

② 刮拭膈俞、肝俞穴
将刮痧板阔面倾斜45度，用面刮法自上而下刮拭背部膈俞穴至肝俞穴处。

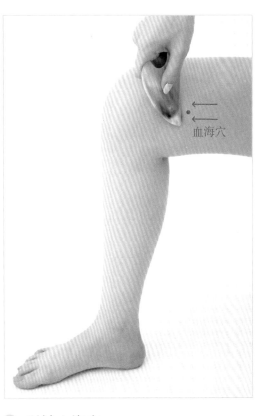

血海穴

③ 刮拭大肠俞穴

将刮痧板阔面倾斜45度,用面刮法自上面下刮拭背部大肠俞穴。

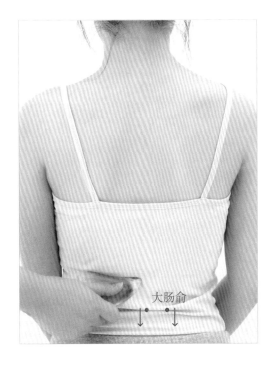

大肠俞

④ 刮拭血海穴

将刮痧板阔面倾斜45度,用面刮法刮拭双侧下肢脾经血海穴。

自刮不求人，除荨麻疹好简单

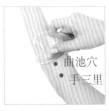

曲池穴
手三里

❶ 刮拭曲池、手三里穴

将刮痧板阔面倾斜45度,用面刮法自上而下刮拭上肢大肠经两侧曲池穴至手部三里穴。

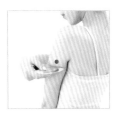

❷ 刮拭治痒穴

将刮痧板阔面倾斜45度,用面刮法自上而下刮拭上肢两侧治痒穴。

告别汗管瘤

＊勿直接挤压刺激

汗管瘤是东方成年女性常见的眼部困扰，常见于眼睑上下方，是扁平状的小肉疙瘩，常被误认为是眼霜太营养导致的小肉芽。汗管瘤是不痛不痒的良性肿瘤，但会影响外观，且随着年龄增加会越长越多。中医认为汗管瘤是风邪病毒侵入肌肤，或人体肝虚血燥，郁积在皮肤，生成丘疹所致。

【方法】刮拭解汗管瘤穴位区。
【疗程】每个步骤刮 7 下，每天 1 次。
【注意】勿刮拭发疹的部位。

① 按揉迎香穴
将刮痧板圆角倾斜，角度小于 20 度，用平面按揉法按压在迎香穴上，做柔和、缓慢的旋转运动。

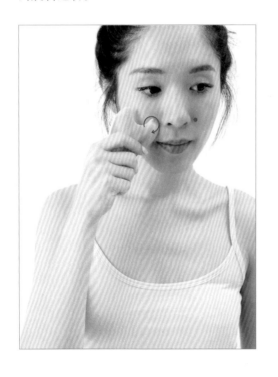

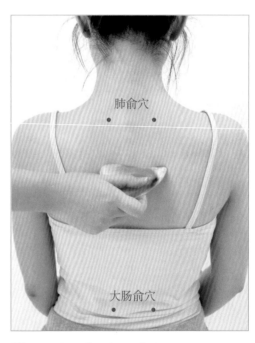

肺俞穴

大肠俞穴

② 刮拭肺俞、大肠俞穴
将刮痧阔面倾斜 45 度，用面刮法自上而下刮拭背部肺俞穴至大肠俞穴处。

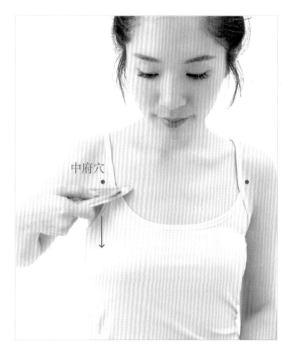

中府穴

❹ 刮拭下肢丰隆、下巨虚穴

将刮痧板阔面倾斜45度,用面刮法由上而下刮拭下肢丰隆穴至下巨虚穴处。

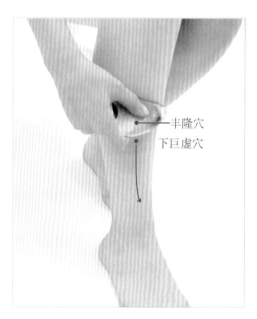

丰隆穴
下巨虚穴

❸ 刮拭中府穴

将刮痧板阔面倾斜45度,用面刮法自上而下刮拭胸部中府穴。

自刮不求人，告别汗管瘤好简单

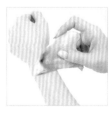

❶ 刮拭列缺穴

将刮痧板阔面倾斜45度,用面刮法刮拭上肢列缺穴。

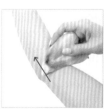

❷ 刮拭曲池穴

将刮痧板阔面倾斜45度,用面刮法由上往下刮拭上肢曲池穴。

消除扁平疣

✳ 具有传染性，勿手抓

　　脸上的突起物可不一定是粉刺、青春痘，如果脸上出现针头至米粒大小的扁平状圆形或不规则状的丘疹，有可能是扁平疣。扁平疣是一种带有传染性的病毒性皮肤病，经人与人直接接触或物体的传递而感染，一般没有自觉症状，偶尔有微痒的感觉。若用手去抓，可能会导致感染，甚至留下色素沉淀与疤痕。

【方法】刮拭消除扁平疣穴位区。
【疗程】每个步骤刮拭 7 下，每天 1 次，持续 10 天。
【注意】可重点按揉穴位。

① 刮拭风池穴
　　将刮痧板圆角倾斜 45 度角，用单角刮法在后头部两侧风池穴位置由上而下刮拭。

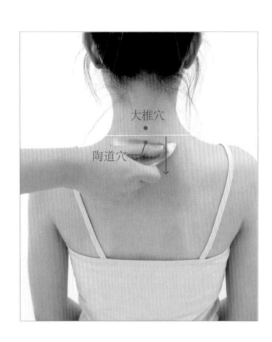

② 刮拭大椎、陶道穴
　　将刮痧板阔面倾斜 45 度，用面刮法自上而下刮拭大椎穴、陶道穴。

大椎穴

陶道穴

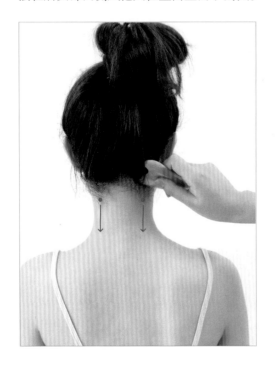

⬤ 刮拭阳陵泉穴
　　将刮痧板阔面倾斜 45 度,用面刮法由
上而下刮拭下肢阳陵泉穴。

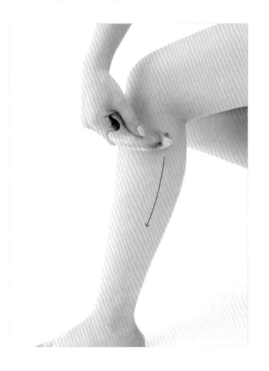

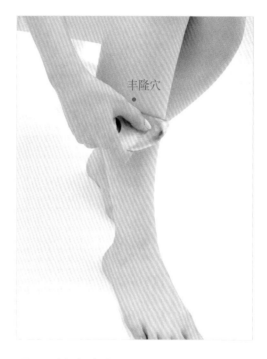

⬤ 刮拭丰隆穴
　　将刮痧板阔面倾斜 45 度,用面刮法由
上而下刮拭下肢丰隆穴。

自刮不求人,消除扁平疣好简单

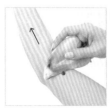

❶ 刮拭曲池穴
　　将刮痧板向刮拭方向倾
斜 45 度,用面刮法由上而下
刮拭上肢曲池穴。

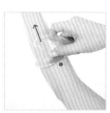

❷ 刮拭手三里穴
　　将刮痧板向刮拭
方向倾斜 45 度,用面
刮法由上而下刮拭上
肢手三里穴。

抚平皱纹

勿拉扯！

＊脸部用轻力刮拭即可

身体渐渐老化，皮肤紧实的胶原蛋白生成能力下降，皮肤就会变薄、变脆弱，保水能力也会下降，皱纹产生加速。皱纹的形成与老化、自由基、紫外线照射、抽烟、遗传、个人生活习惯、营养摄取都有关系。中医认为，皱纹是气血不足、缺乏营养的表现。

【方法】刮拭面部穴位区。
【疗程】每个步骤刮5下，可每天早晚刮拭1次。
【注意】重点按揉穴位，勿大力拉扯。

① 刮拭眉冲穴
将刮痧板的圆角倾斜45度角，用单角刮法在前额眉冲穴位置由上而下刮拭。

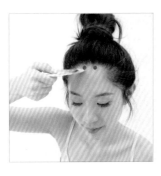

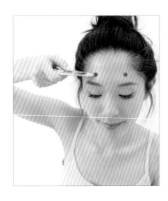

② 按揉阳白穴
刮痧板的圆角倾斜角度小于20度，用平面按揉法按压在额头阳白穴上，做柔和、缓慢的旋转运动。

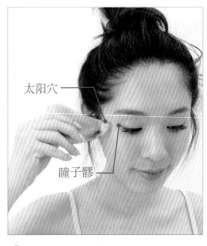

太阳穴

瞳子髎

③ 按揉瞳子髎、太阳穴
刮痧板的圆角倾斜角度小于20度，用平面按揉法分别按压在外眼角瞳子髎穴、太阳穴上，做柔和、缓慢的旋转运动。皱纹部位需要重点按揉。

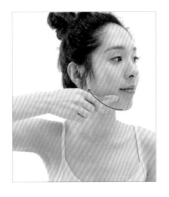

④ 沿着下巴轮廓刮拭
将刮痧板的U型槽扣着下巴轮廓，用双角刮法从下巴中央顺着轮廓线往上轻轻地刮到耳朵下方的下关穴，并在颊车穴处旋转按揉。

紧致毛孔

＊紧致鼻头毛孔可刮拭下肢

毛孔是毛发生长位置的开口，也是皮脂腺出油的通道，皮脂腺分泌旺盛的人，皮肤看起来就会较粗糙。随着年龄渐长，也会因为毛孔周围胶原蛋白流失，失去支撑力而导致毛孔扩大，出现老化型毛孔。中医认为，毛孔粗大是因为随着年龄增长，肺气渐虚，使得毛孔收缩能力下降所致。

【方法】刮拭胸腹部、下肢穴位区。
【疗程】每个步骤刮拭 5 下，可每天 1 次，持续 1 个月。
【注意】刮拭脸部勿大力拉扯。

① 刮拭中府穴

将刮痧板阔面倾斜 45 度，用面刮法由上往下刮拭胸腹部的肺经中府穴。

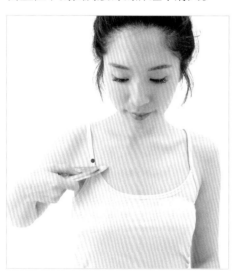

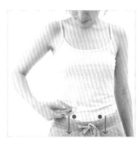

② 刮拭天枢穴

将刮痧板阔面倾斜 45 度，用面刮法由上往下刮拭腹部的胃经天枢穴。

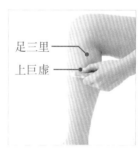

足三里
上巨虚

③ 刮拭足三里、上巨虚穴

将刮痧板阔面倾斜 45 度，用面刮法由上而下刮拭下肢部位，重点刮拭足三里穴、上巨虚穴。

自刮不求人，紧致毛孔好简单

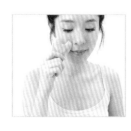

按揉迎香穴

将刮痧板圆角倾斜，角度小于 20 度，用平面按揉法按压在迎香穴上，做柔和、缓慢的旋转运动。

消灭青春痘

✱ 轻松一刮，去除粉刺

青春痘是毛囊皮脂腺发炎的疾病，是青少年最常见的皮肤困扰，成人也可能出现。发生的原因与皮脂腺分泌、细菌生长、毛孔堵塞、内分泌、情绪、饮食等都有关系，通常好发于脸部，颈部、前胸、背部也可能发生。丘疹状、大颗脓包状的属于发炎性青春痘；黑头或白头粉刺则属于非发炎性的青春痘。

【方法】刮拭督脉、膀胱经循行区。
【疗程】每个步骤刮 2 下，可每天 1 次，持续 1 个月。
【注意】发炎、伤口处勿刮拭。

❶ 刮拭大椎穴
将刮痧板的阔面倾斜 45 度，用面刮法从上而下刮拭大椎穴。

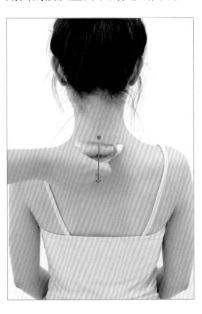

❷ 刮拭背部穴位
将刮痧板的阔面倾斜 45 度，用面刮法从上而下分段刮拭：肺俞穴、脾俞穴 →胃俞穴→三焦穴、大肠俞穴。

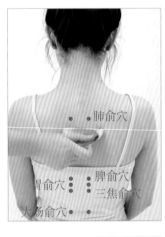

肺俞穴
脾俞穴
胃俞穴
三焦俞穴
大肠俞穴

❸ 刮拭曲池穴
将刮痧板阔面倾斜 45 度，用面刮法由上而下刮拭上肢曲池穴。

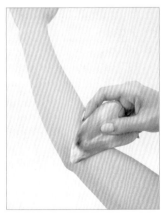

④ 刮拭丰隆穴

　　将刮痧板阔面倾斜 45 度，用面刮法由上面下刮拭下肢丰隆穴。

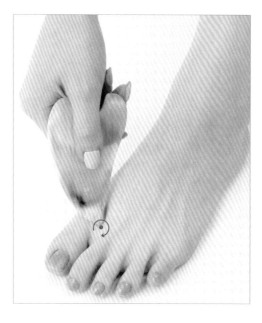

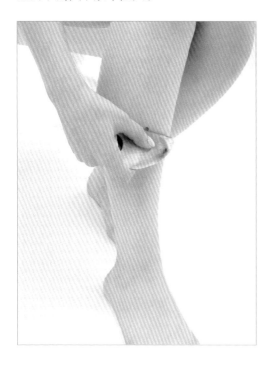

⑤ 按揉太冲穴

　　将刮痧板圆角垂直按压在太冲穴上，用垂直按揉法做柔和、缓慢的旋转运动，力度适中。

自刮不求人，消灭青春痘好简单

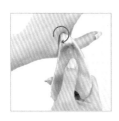

按揉合谷穴

　　将刮痧板圆角倾斜，角度小于 20 度，用平面按揉法按压在合谷穴上，做柔和、缓慢的旋转运动，按压时间约 1~3 分钟。

瘦手臂

拜拜袖再见！

＊配合刮拭肩部胆经更有效

很多人看着美丽的无袖衣服，却总没有勇气穿上，因为一抬手，拜拜袖也跟着出来打招呼！没有锻炼肌肉的人，不管体重轻重，都可能为松垮的手臂赘肉所苦，因为这个部位的肌肉面积大，使用到的机会却很少。脂肪囤积、肌肉松垮、皮肤松弛会造成手臂粗壮或是松垮，来看看如何用刮痧让手臂更紧实。

【方法】刮拭上肢穴位区。
【疗程】每个步骤刮拭 7 下，每天 1 次。
【注意】每日持续才有长效。

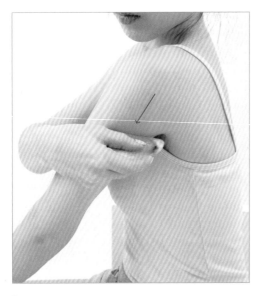

① 刮拭手臂

将刮痧板阔面倾斜 45 度，用面刮法自上而下刮拭手臂内侧，再用相同的方式刮拭手臂后侧和外侧。每个部位刮拭 10 下，每天进行 1~2 次。

② 刮拭肩部

将刮痧板阔面倾斜 45 度，用面刮法自上而下刮拭肩膀。

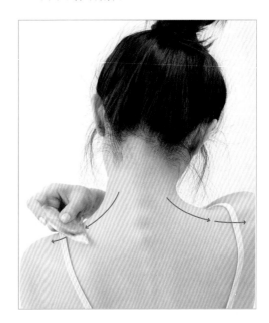

修长美腿

加速消耗腿部脂肪！

* 通过刮拭拉长腿部线条

对露出腿部没有自信吗？大腿内侧的肉松软肥厚、小腿肌肉发达、脚踝臃肿、腿部脂肪堆积都会破坏腿部线条，冬天还可以靠穿长裤遮掩，一到夏天，可就无法遮掩了。腿部刮痧能对腿部肌肉进行伸拉牵引，让你拥有一双修长的美腿，不管穿上短裙还是短裤，都能自信满满！

【方法】刮拭下肢穴位区。
【疗程】每个步骤刮拭 10 下，每天 1~2 次。
【注意】需隔着衣物刮拭腿部。

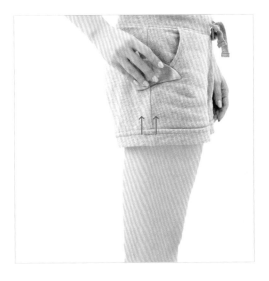

① 刮拭腿部

将刮痧板阔面倾斜 45 度，隔着衣物用面刮法刮拭腿部，不同的地方是，刮拭大腿部位，要由下往上刮；刮拭小腿部位则由上往下刮。赘肉较多的部分要加大按压力，效果才能显著。每个部位刮拭 10 下，每天进行 1~2 次。

② 按揉下肢三穴

使用刮痧板圆角，倾斜角度小于 20 度，用平面按揉法按压在下肢三阴交穴、足三里穴与阴陵泉穴位置上，做柔和、缓慢的旋转运动。

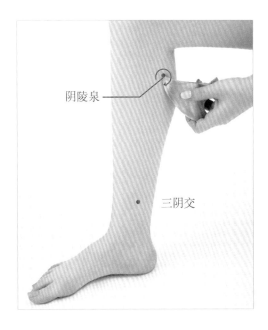

阴陵泉

三阴交

细腰消腹

神奇三穴位减掉游泳圈！

＊有标准腰围才有健康！

许多人每天吃完饭就坐着当个"沙发马铃薯"，加上长期缺乏运动，结果让腰上的游泳圈越来越厚重，中年者也因为新陈代谢降低，腰围渐渐地一年比一年大。粗腰不但影响外观，也容易加大三高、子宫颈癌的风险，想要健康美丽，腰围一定不能粗。

【方法】刮拭腰腹部穴位区。
【疗程】每个步骤刮 10 下，可 每天 1~2 次。
【注意】需隔着衣物刮拭腹部，勿饭后刮拭。

❶ 刮拭任脉三穴

将刮痧板阔面倾斜 45 度，隔着衣物用面刮法由上向下刮拭腹部，并对任脉上的气海穴、关元穴、中极穴等三个穴位重点刮拭。

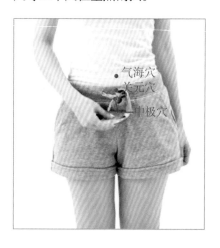

气海穴
关元穴
中极穴

❷ 刮拭腰椎两侧

将刮痧板阔面倾斜 45 度，用面刮法由上向下刮拭腰椎两侧，并对命门穴、肾俞穴、志室穴等穴位重点刮拭。

志室穴　命门穴　肾俞穴

❸ 刮拭腰椎处

双手在背后握板，将刮痧板阔面倾斜 45 度，用面刮法由上向下刮拭腰椎处。在脊椎处刮痧，要注意不可用力过重。

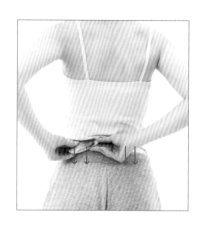

使用刮痧板小提醒

1 TIPS

刮痧板材质很多,由天然水牛角制作而成的刮痧板带有水牛角特有的酸味,板面有些许牛角气孔和纹路凿痕,此为正常现象,不必担心。建议第一次使用前,可先用清水稍稍清洗。

2 TIPS

刮痧板多为手工打磨制造,常用的刮痧板有心形、鱼形、半圆形等等。

3 TIPS

刮痧板的清洗和保存方式,请依照本书第九页所示施行,才能延长使用寿命。

4 TIPS

刮痧板勿使用于刮痧、按摩之外的其他用途。

5 TIPS

刮痧板勿放置在高温、靠近火源、尖锐物品等处,以免造成损坏。平时不使用时,应放置在小孩无法接触之处。

6 TIPS

刮痧板如有损坏、破裂,请勿继续使用。

7 TIPS

本书的各种对症刮痧法,是自我疗愈保健的另一选择。但每人身体状况不一,如使用后有任何不适,请立即停止使用并就医。

尤妮克·拉伊夫

尤妮克·拉伊夫是专业又有激情的出版团队,擅长编辑与"健康养生"、"生活风格"等相关的书籍。2014年出版《神效刮痧——简易祛病健美法》一书,详细介绍最适合现代人的刮痧自疗保健法。能双向使用的爱心形牛角刮痧板,可以适用于脸部、肩背、腰腹、手足等全身各部位。本书从读者角度考虑,以简单、清楚、好上手为编辑宗旨,做好细节把关,让大家体验"一板在手,病痛立消"的舒适感受。

图书在版编目（CIP）数据

神效刮痧：简易祛病健美法 / 尤妮克·拉伊夫著 . — 青岛 : 青岛出版社，2015.3
ISBN 978-7-5552-1779-4

Ⅰ . ①神… Ⅱ . ①尤… Ⅲ . ①刮搓疗法—基本知识 Ⅳ . ① R244.4

中国版本图书馆 CIP 数据核字（2015）第 051041 号

书　　　名　**神效刮痧——简易祛病健美法**
作　　　者　尤妮克·拉伊夫
出 版 发 行　青岛出版社
社　　　址　青岛市海尔路 182 号（266061）
本社网址　http://www.qdpub.com
邮购电话　13335059110　0532-85814750（兼传真）　0532-68068026（兼传真）
责任编辑　曹永毅　　江伟霞　E-mail：cyyx2001@sohu.com
责任校对　陈纪荣
照　　　排　青岛双星华信印刷有限公司
印　　　刷　青岛嘉宝印刷包装有限公司
出版日期　2015 年 4 月第 1 版　2015 年 4 月第 1 次印刷
开　　　本　16 开（787mm×1092mm）
印　　　张　3.75
字　　　数　70 千
书　　　号　ISBN 978-7-5552-1779-4
定　　　价　28.00 元

编校质量、盗版监督服务电话　4006532017
青岛版图书售后如发现质量问题，请寄回青岛出版社出版印务部调换。
电话：0532-68068638